GUÉRISON

DU

BÉGAIEMENT

EXPOSÉ D'UNE NOUVELLE MÉTHODE

Par C. SURVILLE, médecin à Toulouse.

LA PERSÉVÉRANCE COURONNE LA VERTU

Le chêne, dont la résistance
Triomphe pendant un long temps
Et des orages et des ans,
Nous apprend dans la pénitence
Qu'il faut résister jusqu'au bout,
Et que la force et la constance
A la fin triomphent de tout.

Du Cerceau.

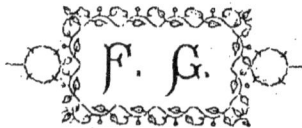

F. G.

TOULOUSE

F. GIMET, LIBRAIRE-ÉDITEUR, RUE DES BALANCES, 66

OU CHEZ L'AUTEUR, 3, ALLÉE LAFAYETTE

1872

GUÉRISON

DU

BÉGAIEMENT

EXPOSÉ D'UNE NOUVELLE MÉTHODE

Par C. SURVILLE, médecin à Toulouse.

LA PERSÉVÉRANCE COURONNE LA VERTU

Le chêne, dont la résistance
Triomphe pendant un long temps
Et des orages et des ans,
Nous apprend dans la pénitence
Qu'il faut résister jusqu'au bout,
Et que la force et la constance
A la fin triomphent de tout.

Du Cerceau.

Prix : 1 fr.

F. G.

TOULOUSE

F. GIMET, LIBRAIRE-ÉDITEUR, RUE DES BALANCES, 66
OU CHEZ L'AUTEUR, 3, ALLÉE LAFAYETTE

1872

AVANT-PROPOS

———

Avant d'exposer les diverses méthodes de traitement à l'aide desquelles un assez grand nombre de bègues des deux mondes ont été plus ou moins heureusement amendés ou guéris, je crois devoir dire quelques mots de ce que peut, en pareil cas, ce plus puissant de tous les leviers, qu'on appelle la *Volonté*. En gouvernant notre attention, en concentrant et dirigeant nos facultés sur un but préfixé, la volonté peut se rendre maîtresse de bien des difficultés. Je n'en pourrais trouver d'exemple plus frappant que dans la vie de Démosthènes, dont l'éloquence a fait oublier les défaillances. Démosthènes, nous dit Plutarque, était affligé dans sa jeunesse d'un vice de langage qui l'avait éloigné de la tribune aux harangues. Il était bègue! Comment parvint-il à se délivrer de cet embarras de prononciation, et cela si complétement, que l'histoire l'a salué comme l'un des plus fameux orateurs d'Athènes? Le voici : Il s'appliquait tout simplement, après avoir rempli sa bouche de petits cailloux, à rectifier sa prononciation, rendue par là plus difficile, soit en récitant *par cœur* quelques vers d'Euripide et de Sophocle, soit en répétant de *mémoire* quelques-unes de ses propres oraisons. Ces moyens dévoilés au disciple de Platon par sa propre intelligence (car à cette époque aucun observateur n'avait encore indiqué de méthode pour combattre le *psellisme*), paraîtront même aujourd'hui d'autant plus rationnels, que Démosthènes s'astreignit longtemps à n'émettre ainsi que des idées arrêtées, préconçues et dont l'expression était gravée dans sa mémoire; qu'il s'attachait encore à les énoncer suivant la mesure des vers, ou dans le ton grave et mesuré que comportent le nombre et les diverses périodes de l'oraison.

Cet exemple ancien, plus ou moins modifié et suivi avec persévérance par quelques bègues, a

compté quelques succès dans les temps moder-
nes, mais ces succès sont en trop petit nombre
pour qu'on puisse y voir autre chose que d'heu-
reuses exceptions. Néanmoins, on peut voir par là
à quels résultats peut conduire une volonté soute-
nue. Ne l'oublions pas. Ceci dit, je commence.

DU BÉGAIEMENT OU PSELLISME

———

Cette affection est caractérisée par un trouble et un temps d'arrêt plus ou moins complet dans les fonctions respiratoires et de l'appareil vocal, existant le plus souvent sans lésions organiques, trouble et temps d'arrêt qui rendent la voix articulée ou la parole pénible, et la font sortir de la bouche, tantôt d'une manière explosive, saccadée, tantôt avec répétition d'une ou de plusieurs syllabes, tantôt enfin qui la rendent impossible.

Cette affection se présente à divers degrés. Les individus qui en sont atteints au plus haut degré ouvrent la bouche comme pour parler, chassent l'air de la poitrine, contractent convulsivement tous les muscles de l'appareil phonateur et respiratoire de la face du cou, sans pouvoir articuler une syllabe. Cette forme constitue le *bégaiement muet*.

Une autre forme, beaucoup plus commune, consiste dans une articulation saccadée ou dans la répétition d'une même lettre ou d'une même syllabe. les lettres c, d, b, g, k, p, q, s, t, v, sont celles qui nous ont paru donner le plus souvent lieu au bégaiement, surtout lorsque la phrase commençait par une d'elles.

Le bégaiement est à peine appréciable dans l'enfance. Son intensité augmente avec le nombre des années, avec les nouveaux besoins qui sont inhérents au développement de l'être, et avec la violence des passions qui font explosion à l'époque de la puberté.

Les auteurs ont admis plusieurs espèces de bégaiements. M. Colombat en établissait deux principales, l'une *labi-choréique*, l'autre *gutturo-tétanique*; la première consisterait, suivant lui, dans une espèce de danse de Saint-Guy et dans une succession plus ou moins rapide de mouvements convulsifs exécutés par la langue, la mâchoire inférieure et tous les organes de l'articulation; elle donnerait surtout naissance aux répétitions des lettres b b b, t t t, d d, q q.

M. Malbouche admet trois formes principales : le *bégaiement d'avant*, le *bégaiement* de *haut*, le *bégaiement d'arrière*. Dans la première forme, la langue, au lieu d'être appliquée au palais, touche par sa pointe la face postérieure des incisives inférieures ; dans la seconde, elle reste en haut lorsqu'elle devrait se porter en avant: dans la troisième forme, qui est la plus fréquente, les mouvements de la langue en arrière sont très difficiles, tandis que les mouvements d'en haut peuvent s'exécuter avec plus de facilité; cette variété du bégaiement aurait lieu principalement lorsqu'on voudrait articuler les lettres b, d, f, g, p, t, s, c. k, q, v.

Ces distinctions, dans l'état actuel de la science, ne sont presque d'aucune utilité pour éclairer l'étiologie de cette affection, de même que pour le traitement à y opposer.

Nous croyons que la grande distinction que nous avons établie permet plus franchement d'arriver à la cause et à un traitement rationnel du bégaiement.

Les causes du bégaiement peuvent être occasionnées par des lésions organiques ou seulement par des troubles fonctionnels de l'appareil auditif et vocal.

La langue, par son épaisseur ou sa brièveté, le filet, par son excès de longueur ou par un défaut opposé, la conformation vicieuse de la voûte du palais et de la luette, la division de ces organes, la forme irrégulière des joues, de la mâchoire, l'implantation des dents, l'hypertrophie des amygdales, l'épaississement de la muqueuse, du pharynx, la structure du larynx, la rétraction isolée ou simultanée des muscles congénères de l'appareil vocal et respiratoires, telles sont les lésions qui ont été quelquefois observées comme concourant d'une manière plus ou moins directe à la production du bégaiement.

La cause du bégaiement, dans la plupart des cas, n'est pas aussi visible, aussi saisissable; l'appareil vocal est régulièrement conforme, et on ne rencontre aucune alternation organique qui puisse servir à expliquer cette infirmité. Itard et Sauvage en ont placé la cause dans le cerveau. Cette opinion, prise d'une manière absolue, n'est pas admissible, la cause la plus appréciable, selon nous, dans la plupart des cas de psellisme, c'est un trouble dans la fonction respiratoire, un désaccord entre l'organe de la volonté et l'appareil vocal qui lui est sou mis. La preuve de ce que nous avançons, c'est que si l'on fait exécuter à un bègue une large inspiration, et si on lui commande de parler aussitôt après, il articulera sans aucune trace de bégaiement.

Le défaut d'harmonie entre l'organe qui commande (le cerveau), et l'organe qui obéit (l'appareil vocal et respiratoire) est la cause la plus commune, la plus ordinaire du bégaiement. Tous les jours il se passe sous nos yeux des phénomènes semblables et qui corroborent les faits que nous avançons. Dix personnes apprenant à danser, huit danseront en mesure, deux ne pourront arriver qu'avec la plus grande difficulté à mettre · les mouvements d'accord avec leur volonté ; vous observez les mêmes faits lorsque des soldats apprennent à faire l'exercice, lorsqu'un individu apprend à nager, à chanter, à jouer d'un instrument. Les fonctions des autres organes des sens fournissent des exemples sans nombre du désaccord qui existe entre l'organe de la pensée et les instruments qui sont ou doivent être à son service.

Au nombre des causes qui produisent ou qui du moins sont propres à développer le bégaiement, nous citerons les émotions morales, les sensations vives, la frayeur, la colère, l'amour, le plaisir, la douleur, l'obligation de parler au public ou sur un sujet qui va donner lieu à de vives discussions.

Tout ce qui tient à surexciter violemment le système nerveux cérébral peut contribuer encore à augmenter le bégaiement et à le faire naître.

La plupart des bègues, lorsqu'ils causent des choses familières, usuelles, ne bégayent pas; s'ils chantent et qu'ils observent la mesure, leur infirmité ne se révèle pas non plus; s'ils veulent commander à leur organe avec fermeté et faire des inspirations suffisantes, ils [parlent très régulièrement.

Une preuve des émotions morales comme cause excitatrice, se trouve démontrée par le fait suivant :

Dans plusieurs circonstances, nous avons entendu des individus converser, sans vice de prononciation, et chez qui l'apparition d'une personne, qui leur était inconnue, faisait naître le bégaiement. Le docteur Hervez a observé certains bègues qui, sous le masque, ne bégayaient pas.

Le bégaiement n'est pas seulement le partage du parlant, il existe également chez le sourd-muet.

Le traitement à opposer au bégaiement se déduit des causes mêmes que nous avons indiquées. Lorsque cette infirmité se rattache à des lésions d'organes, il faut opposer un traitement propre à rétablir le libre jeu de l'appareil vocal; si le frein de la langue est trop court, et empêche cet organe de porter la pointe au palais, il faut en opérer la section, exciser les amygdales, la luette, si cela est nécessaire; il faut pratiquer, en un mot, toutes les opérations que doivent permettre le jeu libre et régulier des organes de la parole.

Il faut ne pas confondre le bégaiement avec le bredouillement, le grasseyement, le balbutiement et d'autres vices de la parole, qui sont le résultat de l'âge, d'affections physiques, de chorées, et contre lesquels le traitement dont nous allons parler, ne saurait avoir les mêmes avantages.

Pour parvenir à rétablir les fonctions régulières de l'appareil vocal, il faut, de la part du malade, le désir de se guérir, de la persévérance dans l'emploi des moyens, et avoir atteint l'âge où l'on comprend la nécessité et l'importance de voir disparaître cette infirmité ; de la part du médecin, de la volonté, de la douceur, de la patience et une connaissance parfaite du mécanisme de la parole. Il enseignera d'abord à faire des inspirations et des expirations réglées, à ménager son souffle et à ne jamais parler à la fin d'une expiration sans avoir préalablement rempli sa poitrine d'air.

Nous allons passer rapidement en revue les méthodes de traitement proposées par divers auteurs.

Jusques dans ces dernières années, le traitement du bégaiement appartenait non-seulement aux empiriques, mais encore était enveloppé d'une sorte de mystère. Le malheureux atteint de cette infirmité, avant de commencer le traitement, devait jurer de ne jamais révéler les règles qui allaient lui être confiées.

Mme Leigh, des Etats-Unis, ayant remarqué que, dans le moment où le bègue hésitait, sa langue était placée en bas derrière les incisives, conseilla, pour guérir le bégaiement, de faire porter la pointe de la langue au palais lorsqu'on parle. Cette méthode de traitement a été importée en France par M. Malbouche.

M. Colombat prétendait qu'avec le rhythme, il guérissait la plupart des individus atteints de bégaiement labiochoréique. Ce moyen consistait à parler en écartant les commissures des lèvres, de telle sorte que ces organes fussent tendus comme dans l'action du rire. Le bégaiement gutturo titanique était combattu par lui à l'aide de la gymnastique pectorale, laryngienne, gutturale, labiale, linguale ; cette gymnastique consistait à faire faire une légère inspiration et à refouler en même temps la langue dans le pharynx, en portant la pointe renversée de cet organe vers le voile du palais, en même temps qu'on écartait transversalement les commissures des lèvres, comme il indiquait pour les variétés choréiques.

M. Jourdan indiqua, en 1843, un nouveau moyen de guérison :

« Après une légère inspiration, dit-il, faites parler les bègues en même temps qu'ils maintiennent les côtes soulevées et le diaphragme abaissé (dilatation de la poitrine), engagez-les à user le moins possible d'air pour la parole et à s'exprimer avec un peu plus de lenteur qu'à l'ordinaire. »

La médecine opératoire, dans ces dernières années, chercha à corriger le bégaiement par une opération : la résection de la base de la langue, la résection à la pointe, la division des piliers, des muscles lingaux, des muscles génio-glosses, etc. Malheureusement, toutes les tentatives n'ont eu aucun succès et sont aujourd'hui abandonnées. — (A. Blanchet, *chirurgien en chef de l'Instit. Imp. des sourds-muets.*)

MA MÉTHODE

La méthode que j'emploie depuis déjà longtemps pour
guérir les bègues est des plus faciles à mettre en prati-
que; elle consiste dans un exercice quotidien de la langue, avec positions particulières des mâchoires, et ne
demande au sujet qu'un peu de patience et de bonne
volonté.

Le bégaiement est quasi cousin-germain du grasseyement, et l'expérience me permet d'affirmer qu'il n'est
pas plus difficile de guérir l'un que de faire naître l'autre
par des moyens purement mécaniques et une sérieuse
étude.

Une étude réglée, constante, peut donner des résultats
merveilleux. Ne voyons-nous pas, de nos jours, les Bras-
seur, Guyon et autres, reproduire avec une frappante
vérité la prononciation des types les plus divers? Eh
bien! ce n'est que par une patiente application de l'es-
prit qu'ils sont parvenus à acquérir cette surprenante

faculté. Que tous les bègues qui voudront se débarrasser de leur gênante infirmité poursuivent scrupuleusement, malgré les lenteurs des progrès, malgré les difficultés et les peines, tous les exercices que je vais indiquer, et je leur promets le succès.

Tout mon système repose sur quatre positions principales ou manières d'*articuler*.

Dans la première, on doit *parler* en ayant soin de tenir les dents molaires légèrement pressées les unes contre les autres. Lorsque, dans cette position, on aura bien vaincu toutes les difficultés de la prononciation (c'est-à-dire suivant les dispositions du sujet, au bout de quinze à vingt jours), on abordera le deuxième procédé.

Ici, on desserre les molaires, mais on serre les unes sur les autres, toujours légèrement, les pointes des incisives, et on exerce aussi la langue jusqu'à ce qu'aucun mot, aucune lettre ne la fasse cabrer; après quoi, on peut passer à la troisième position.

Dans cette position, infiniment moins pénible que les deux premières, on commence à parler, avec un léger écartement des dents, en ayant bien soin de tenir les lèvres tendues comme dans l'action du rire. (On observe certaines personnes qui parlent de cette manière).

Pour triompher des obstacles dans cette position, il est nécessaire d'user des précautions les plus minutieuses; l'attention est indispensable, surtout pour les individus atteints de zézaiement. (Ce vice de la parole, qui se produit parce que la langue est poussée à travers les dents incisives, en dehors de la bouche, se remarque plus souvent dans l'enfance que dans l'âge adulte, et il est très facile alors d'y remédier, en recommandant de parler en *deuxième position* et d'insister particulièrement sur les lettres *s*, *z*. *c*).

Le bègue devra s'exercer, comme il est dit plus haut (troisième position), jusqu'à ce que sa parole soit devenue absolument nette et aisée. Lorsqu'il sera bien sûr de sa langue, mais alors seulement, il abordera la quatrième et dernière position. Cette position normale et naturelle, non-seulement convenable pour les bègues, mais aussi pour tous ceux qui désirent tenir sans fatigue une longue conversation, consiste à s'exprimer avec la bouche médiocrement ouverte. Si elle était trop ouverte, l'affection pourrait récidiver ; il n'est donc pas inutile de bien recommander de la tenir simplement entrebaillée.

Dans cette position, les muscles étant peu écartés et se trouvant légèrement contractés, acquièrent plus de force ; la langue se trouve aussi portée plus en arrière, et, par conséquent, manœuvre avec plus de vigueur ; elle vibre mieux, la pointe en est plus facilement dirigée vers le haut de la voûte du palais, ce qui est la position normale.

Le relâchement des muscles a, pour conséquence, la faiblesse, l'hésitation dans les mouvements de la langue, ce qui entraîne la répétition des syllabes incomplètement inarticulées.

L'exposé de ma méthode est ici terminé ; je l'ai fait avec autant de clarté et de simplicité qu'il était en mon pouvoir. Il ne me reste plus qu'à ajouter, au profit de mes lecteurs, certaines observations nécessaires.

Avant de parler, le bègue devra réfléchir sur l'idée qu'il voudra exprimer, de manière à ce que les phrases à prononcer soient très nettes dans sa pensée.

C'est là un des procédés qu'employa l'orateur d'Athènes, dont il est question en tête de cet opuscule.

Il devra articuler sans hâte, avec calme et assurance, sans trouble ni émotion, autant que possible; si l'aspect de quelqu'un l'intimide, qu'il se rassure avant de prendre la parole.

Ne pas oublier aussi de faire une inspiration profonde avant de parler, afin que l'air ne manque pas au poumon dans le courant d'une phrase.

Au moyen de toutes ces précautions, et après un exercice (plus ou moins long), suivant les règles que je viens d'établir, le bègue le plus rebelle arrivera à jouir de cette prononciation distincte, libre et franche, qui ajoute un si grand charme à la causerie et une si grande puissance au discours.

Proportion des bègues dans la population.

—

D'après des calculs approximatifs et des renseignements puisés à différentes sources, M. Colombat a reconnu que 12 millions d'hommes offriraient 4,800 bègues, ce qui ferait un bègue pour 2,500 ; 11 millions de femmes fourniraient 550 bègues, ce qui fait une femme bègue seulement sur 20,000. Le nombre d'enfants bègues avant quinze ans, calculé sur 10 millions d'individus, dans la proportion du septième parmi les bègues, serait de 764. Les 33 millions de Français de tout sexe et de tout âge fourniraient enfin, dans la proportion de 1 sur 5,397, 6,114 bègues.

—

Nombre présumé des bègues,

Dans les quatre parties du Monde, calculé d'après la France.

Europe, sur . .	180,000,000 hab.	. . .	33,349
Asie. — ...	550,000,000 id.	. . .	101,900
Afrique. — . .	150,000,000 id.	. . .	27,790
Amérique. —	60,000,000 id.	. . .	11,110
Monde entier.	940,000,000 id.	. . .	174,1419

137